AF611233

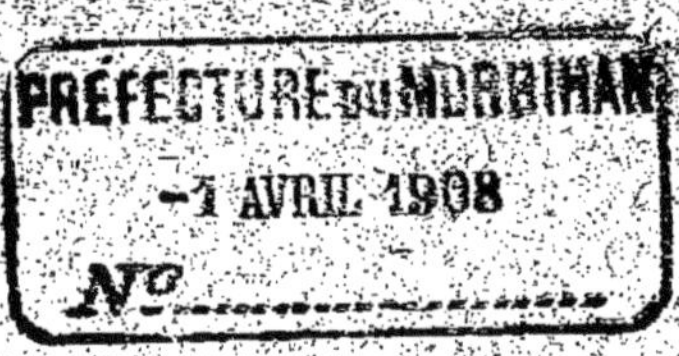

EXTRAIT DE LA
Revue du Bas-Poitou

NOTES
SUR L'EXERCICE DE L'ART DE GUÉRIR
A FONTENAY-LE-COMTE
(XVIe ET XVIIe SIÈCLES)

PAR

RAYMOND LOUIS

VANNES
IMPRIMERIE LAFOLYE FRÈRES
1907

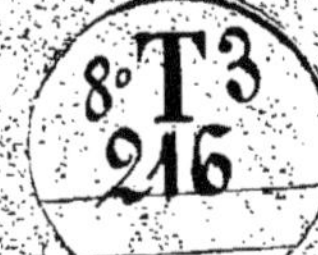

EXTRAIT DE LA
Revue du Bas-Poitou.

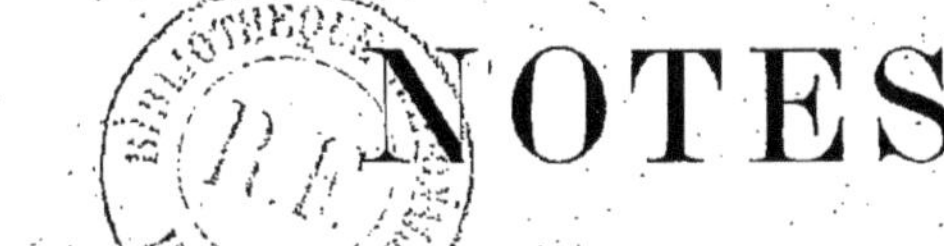

NOTES
SUR L'EXERCICE DE L'ART DE GUÉRIR
A FONTENAY-LE-COMTE
(XVIe ET XVIIe SIÈCLE)

PAR

RAYMOND LOUIS

VANNES
IMPRIMERIE LAFOLYE FRÈRES

1907

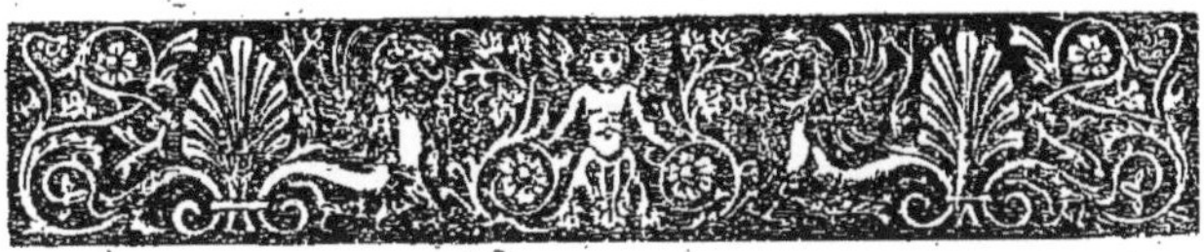

NOTES

SUR L'EXERCICE DE L'ART DE GUÉRIR

A FONTENAY-LE-COMTE

(XVIe ET XVIIe SIÈCLES)

Clysterium donare;
Postea seignare,
Ensuita purgare;
Reseignare, repurgare et reclysterare....
(MOLIÈRE. *Le Malade Imaginaire*, Intermède 3).

En cette macaronique et bouffonne épigraphe serait incluse, à en croire Molière, toute la thérapeutique de son temps. Si étrange que cela paraisse de nos jours, les traités médicaux anciens et les *parties* (1) d'apothicaires ne sont pas pour le démentir. Peut-être ces panacées universelles de nos pères — saignées et clystères, — furent-elles efficaces, en leur simplicité? Profane entre les profanes, je n'entreprendrai pas d'en discourir, — mais Pascal déclarait : « Si les médecins avaient le vrai art de guérir, ils n'auraient que faire de bonnet carré. » Et les médecins — nos fontenaisiens comme les autres, — s'obstinaient à porter des bonnets carrés. Attaquée, décriée, calomniée, la médecine encore au berceau rencontra néanmoins plus d'impies que d'incrédules.

(1) On dit aujourd'hui *mémoires* d'apothicaires.

Ses apôtres (médecins, chirurgiens, apothicaires), furent légion ; — est-il besoin d'ajouter qu'elle eut aussi ses fidèles ? Ne parlons pas de ses martyrs.

Quoi qu'il en soit, l'art de guérir ainsi pratiqué s'est, dès le quatorzième siècle, spécialisé.

Le médecin (mire, miège, physicien), coiffé du bonnet de docteur pris en l'Université, délivre pompeusement (1) ses ordonnances ; — au chirurgien est imparti le travail manuel, « il applique les emplastres et onguents et manie la lan- « cette » ; — l'apothicaire enfin est chargé de la préparation des médicaments.

Sur l'histoire de l'art de guérir en Bas-Poitou, le manque de documents ne permet, pour cette époque lointaine, que des présomptions déduites par analogie d'ouvrages généraux. Mais à compter du seizième siècle, on trouve à Fontenay-le-Comte des médecins, des chirurgiens et des apothicaires. A vrai dire, il ne semble pas qu'il y eût alors une distinction nette entre leurs diverses attributions : tel prend ici le simple titre de chirurgien qui par ailleurs sera qualifié médecin, tel autre traitera des malades qui ne sembla jamais que maître apothicaire.

Sans insister sur cette confusion qui sera expliquée plus loin, nous allons tenter l'énumération des docteurs en médecine qui ont exercé à Fontenay pendant le XVIe et le XVIIe siècles, — l'histoire de nos maîtres chirurgiens et de nos apothicaires ; — puis, après quelques notes sur leur clientèle, nous traiterons en appendice de l'exercice illégal de l'art de guérir.

(1) Avant Molière et Montaigne qui, très irrévérencieux, gouaillera « *leurs trognes magistrales.* », Pierre Braillier (V. *plus loin*) disait des médecins : « *Je croy qu'ils ont le plus estudié à faire la mine; car à cela ilz sont plus sçavans qu'en parfection de médecine ; et à bon droit se doivent plustôt appeller frères* mineus *que médecins ; car c'est la plus grande parfection qu'ils ayent...* » Déclaration des abus et ignorances des Médecins... *Edition du Dr Dorveaux*, 1906, p. 9.

I. — Les Médecins.

Le plus ancien document connu sur les médecins fontenaisiens est l'inscription suivante recueillie dans l'une des chapelles de l'église Saint-Nicolas (1) :

HIC. IACET. MAGISTER. GALTERIVS. DOINEA. SACERDOS. PREDICATOR. ET. MEDICVS. QVI. OBIT. AN. DNI. M. CCC. XLVIII. IN FESTO B^I. MARTINI. ANIMA. EI^S. REQVIESCAT. IN. PACE. AMEN.

En 1348, mourait donc à Fontenay-le-Comte un prêtre-médecin du nom de Gauthier Doineau.

Au quinzième siècle, Jehan Butin, médecin ordinaire de Louis XI, et commentateur des *Aphorismes d'Hippocrate*, fut, par son épouse Françoise Regnouf, seigneur de Jarnigande près Fontenay, mais il n'apparaît pas qu'il y ait habité ; — du moins est-il probable que son beau-père, Guillaume Regnouf, premier médecin du même roi, était notre compatriote (2).

Bref, le premier médecin dont on puisse affirmer l'origine fontenaisienne est le célèbre Pierre Brissot, né en 1478 et mort à Lisbonne en 1522. D'autres ont dit sa vie laborieuse et ses querelles scientifiques (*Brissotins* et *Dyonisiens*), nous renvoyons à leurs travaux (3). Brissot ne nous appartient d'ailleurs que par sa naissance, car il n'exerça jamais dans sa ville natale.

En 1520, nous rencontrons enfin deux docteurs en médecine : Regnaud de Sallenove et Guillaume Vernède.

De Sallenove, originaire de La Rochelle, se fixa probablement en notre cité à la suite de son mariage survenu en 1504 avec Catherine Gallier ; il était mort dès 1537.

(1) *Poitou et Vendée.* — Fontenay-le-Comte, page 40.

(2) Tiré d'une note du XVIIe siècle écrite sur la garde d'un livre d'heures manuscrit du quinzième siècle qui appartint à la Collection B. Fillon.

(3) René Moreau. — *Apologetica disceptatio.* Paris, 1622. In-8°. — Dreux du Radier. *Bibliothèque historique du Poitou*, t. II, page 20 à 30. — B. Fillon. *Recherches sur Fontenay*, t. II, page 1.

Quant à Guillaume Vernède, arrivé à Fontenay en 1519, à l'âge de 28 ans, comme receveur des décimes de la Reine de de Navarre (1), avec les titres de licenciés ès lois et de médecin, il entra dans la bourgeoisie bas-poitevine par son union avec Marie Mallet, fille du procureur du roi Pierre Mallet, et fut la souche des seigneurs du Bouildroux ; — il existait encore le 7 mars 1541.

Raoul Collin, médecin-botaniste, dont le curieux inventaire après décès, dressé en 1549, mentionne « deux coffres pleins « d'herbes sèches » et quelques livres d'histoire naturelle (2), fut leur contemporain. D'après B. Fillon, ce Raoul Collin aurait vécu dans l'intimité du moine Pierre Lamy, le guide intellectuel de Rabelais ; peut-être de Sallenove et Vernède furent-ils familiers de la cellule des doctes cordeliers ? Il serait flatteur pour notre amour-propre de fontenaisien de croire que l'influence de nos compatriotes eût orienté la jeunesse studieuse de Rabelais vers les études médicales : le 16 septembre 1530, — six ans après son départ de notre cité — il s'inscrivait en effet à la Faculté de Montpellier et, dès le 1er novembre suivant, obtenait le titre de bachelier (3). N'est-il pas raisonnable de supposer que des études antérieures furent la cause d'un si prompt succès.

Quelques années plus tard, s'établissait à Fontenay-le-Comte Sébastien Collin (4). Né à Fontenay-le-Comte (5) en

(1) Marguerite de Navarre fut pourvue des revenus de la châtellenie le 15 juillet 1519.

(2) *Poitou et Vendée*, Fontenay-le-Comte, page 42, note 5.

(3) V. *Revue des Etudes Rabelaisiennes :* Jean Plattard. *Les Publications savantes de Rabelais*. Année 1904, p. 71. — Rappelons que Rabelais appartient par sa formation à Fontenay-le-Comte où il résida de 1508 (?) à 1524, c'est à dire de l'âge de raison à la trentaine.

(4) C'est à tort que l'on a parfois écrit *Colin ;* bien que notre médecin ait laissé subsister cette orthographe sur les titres de ses ouvrages, il signait *Sébastian Collin*.

(5) Ce détail emprunté à B. Fillon ne semble qu'une probabilité discutable ; — nous relevons d'autre part dans la traduction de Trallian par Collin p). 88) cette phrase : « ...Par quoy il apert que les chastagnes ne sont point si mauvaises qu'on les presche *et encor est meilleur le païs et la gent ou*

1519, Sébastien Collin, fils ou neveu de Raoul Collin, fit ses études à Paris où il suivit les leçons de Sylvius (1) ; en 1556, il dédiait sa traduction de Trallian à un puissant protecteur qu'il avait rencontré dans la capitale et dont le nom latinisé (2) nous est parvenu sans que nous ayons pu l'identifier : « Des bontés dont vous m'avez comblé sans cesse « quand je vivais à Paris, disait-il, qu'il me soit permis de « m'acquitter envers votre urbanité en lui dédiant cette œuvre « comme un témoignage de fidèle souvenir... (3) ». De Paris, Collin semble s'être dirigé vers la Touraine et l'Anjou où il aurait exercé (4). Enfin à l'automne de 1555 (5), il était à Fontenay comme le prouve la dédicace précitée datée « *De Fontenay, en notre bibliothèque, la veille de la Saint-Jean 1556.* » Nous y lisons en effet : « ...Durant l'automne dernier. tandis « que fuyant les traits hypocrites de la peste croissante, je « songeais à mener la vie d'un escargot... » Ces lignes font sans aucun doute allusion à l'épidémie de peste qui sévit en Bas-Poitou durant l'automne de 1555. Collin s'installa à Fontenay dans la pointe méridionale de l'Ile du Chardonneret (près du Pont des Loges) et y fit construire un petit pavillon appelé *La Maison Ronde* que devait abattre en 1565 une inondation (6).

elles croissent comme sont le bois des Trots et autres lieux circonvoisins... » — Nous ne serions pas autrement surpris que de ce « *païs et cette gent* », meilleurs encore que les châtaignes, fut issu S. Collin. Mais où donc se trouve le bois des Trots ?

(1) Jacobus Sylvius (Jacques Dubois ou del Boë), né à Amiens et mort à Paris professeur de médecine au collège royal (1478-1555), souvent cité par Collin qui accompagne son nom d'épithètes hyperboliques.

(2) « Ornatissimo ac illustrissimo viro domino *à Gytimantio.* »

(3) «... *Quod tuæ humanitati (cui propter beneficia à te erga me cum Lutetiæ degebas, cumulatissimé collata haud quaquam mihi satisfacere licet) ea lege muncupo, ut intelligas id animi mei apud te veluti pignus esse. Vale. Fontenaii e Bibliotheca nostra pridie S. Johannis An. Domini M. D. LVI.* »

(4) *Déclaration des abuz et tromperies que font les Apoticaires...* Edition Dr Dorveaux. Welter, 1901, *passim* et notamment p. 23.

(5) Et probablement dès 1553, date que porte la 1re édition de la *Déclaration* où il est souvent question du Poitou.

(6) V. *Mémoire sur une nouvelle nomenclature... des rues... de Fontenay* par B. Fillon, p. 130.

Là, dans le silence de sa bibliothèque, « trompant l'ennui par « une application constante », étudiant « les œuvres des personnages de grandissime savoir » ou déchiffrant quelque docte nouveauté expédiée par son libraire de Poitiers (1), comme les « *Observations de M. Goupil* » ou « *les Divins Commentaires de M. Rondelet* (2) *sur les poissons* », il s'essayait lui-même « pour « manière d'exercice et pour fuir oisiveté », à mettre « petits opuscules en lumière ».

De ces « petits opuscules », cinq ont été publiés ; nous les désignerons sommairement (3).

I. *Déclaration des Abuz et Tromperies que font les Apothicaires*, par Maistre Lisset Benancio. Chercelé, Tours, 1553 (réimprimé, Lyon, 1556 et 1557, — Rouen, 1558, — Paris, 1901).

II. *L'Onziesme livre d'Alexandre Trallien traittant des Gouttes*, traduit du Grec.... Poitiers, Enguilbert de Marnef, 1556 (et 1557). In-8°.

(1) Voici à ce sujet la copie d'une lettre inédite adressée à Collin par Enguilbert de Marnef :

Monsieur

Pour ce que j'ay esté par vos dernières lettres confirmé en la demande que m'aviez faite cy-devant du livre de Monsieur Michel de L'Administration duboys sainct, *i' ay voulu que cestuy-cy allast devers vous de compaignie avec Monsieur Duboys qui vous va treuver le huict de mai prochain venant et passera le beau temps printanier en vostre logis. Ce porteur vous portera ensemble les* Observations *de Monsieur Goupil qu'il vous plaira rendre à Monsieur Bonet. Monsieur, nous sommes très désireux de vous voir en ce païs ou y a jà longtemps qu'on a de vos nouvelles aultres que par escript ce qu'à Dieu plaize nous donner ce bonheur.*

De nostre mayson de Poictiers, ce unze d'apvril.

Votre très humble et obeyssant serviteur,

E. DE MARNEF.

(*Coll. autg.* du P^{el} Garnier — *Arch. hist. de Fontenay, II*, p. 243).

(2) La famille du médecin Jacques Goupil était originaire de Champagné (P. et V. *Eglise réformée*, p. 43). Quant à Guillaume Rondelet, ichtyologue distingué, il reste surtout le *Rondibilis* de Pantagruel.

(3) Dans l'introduction de l'édition savamment annotée que M. le Docteur Dorveaux a donné de la *Déclaration des abuz et tromperies que font les Apoticaires*... (*Welter, 1901*) on trouvera une bibliographie détaillée de l'œuvre de Collin. (V. *Revue du Bas-Poitou*, 1901).

III. *L'Ordre et régime qu'on doit garder et tenir en la cure des Fièvres*... Poitiers, Enguilbert de Marnef, M.D.LVIII. In-8°. — Ce traité est suivi d'un dialogue entre Hélie et Enoch sur les urines.

IV. *Traicté de la Peste et de sa guérison.* Poitiers, Enguilbert de Marnef, 1566. In 8°.

V. *Des moyens curatifs et préservatifs des maladies qui sont ordinaires aux filles et aux femmes.* Paris, Galliot au Pré, 1573. In-4°.

En outre, une lecture attentive de *L'Ordre et Régime*...., nous a révélé l'existence de deux autres traités qu'il aurait composés avant 1558 et dont les titres seuls nous sont parvenus ; l'un s'intitulait *Pyrethologiae* (ou traité des Fièvres), et l autre *Paidopée* (ou traité de la Procréation). Il est vraisemblable que tous deux ne furent jamais publiés (1).

En dépit de notre incompétence, qu'il nous soit permis avant de passer outre, de jeter sur l'œuvre de Collin, un regard curieux.

Parlons d'abord de *L'Onziesme livre de Trallian.* Dans la dédicace déjà citée, l'auteur se plaint amèrement des critiques de ceux « qui sont si aggrestes et rufages qu'ils ne trouvent « rien bien songé que ce qu'ils songent : je ne vueil pas dire « bien fait que ce qu ils font, considéré qu'ils ne font jamais « rien que calomnier... ». Suit la traduction de Trallien, amalgame de remèdes étranges contre la goutte ; prenons au hasard : « Treize mots grecs isolés écrits sur une lame d'or et « enveloppés de nerf de grue, la lune estant sur la fin de son « dernier quartier, est souverain... » Le tout à l'avenant. Timidement, Collin avoue enfin qu'il n'ose traduire « cinq ou « six receptes pour ce qu'elles sont veües fort estranges et « presque incrédibles ». C'est grand dommage, quelles surprises nous eût-il réservées ? Quant aux notes additionnelles

(1) Nous reproduisons ici l'opinion très nette de notre savant bibliographe poitevin, M. de la Bouralière, que nous avons consulté à ce sujet.

de Collin, elles ne sont pas moins distrayantes. Ici, nous apprenons que le musc est un produit de la licorne, là, que le pin est l'arbre dont « le bois alume comme chandelle », plus loin nous enregistrons à l'honneur des châtaignes un acte d'adoration où l'auteur allègue les autorités grecques « affin qu'on « ne pensast pas que ce fust » de lui et qu'il « en parle par « affection », et il assure que s'il voulait « déclarer les vertus des chastaignes », il lui en faudrait faire « un livre entier », ailleurs, il daube les charlatans « barbaristes et rufages per- « sonnages, conducteresses des aveugles, aïants leur veue « caligineuse... », ou discute longuement sur l'identité de l'éléphantiasis et de la lèpre.

Dans l'*Ordre et Régime... des Fièvres*, Collin traite successivement des fièvres *éphémères* pour lesquelles il recommande « *les truittes de Pamprou en Poitou* », des fièvres *tierce*, *exquisite*, *nothe*, *colérique*, *causonique*, *synoque*, *quotidianne*, *quarte éthique*, *etc...* La saignée est le remède spécifique des unes ; pour les autres, il faudra modifier « le ventre par doux et *amiables* clystères » ; suit l'énumération de ceux que prescrit « Monsieur Gorrœus, très docte et très fameus médecin ». « Les « clystères, nous révèle-t-il enfin, ont été inventés dès long- « temps pour secourir les malades, desquels l'usage a esté « montré d'un oiseau nommé en grec *ibis*, et en français *cigogne* », et il insiste avec une naïveté comique. Savait-on que de son long bec, l'ingénieux oiseau fît un élégant succédané de l'arme de M. Purgon (1)? Il conseille encore d'attacher au cou du fiévreux un cœur de lièvre enveloppé de linge et ajoute : « Il ne doit estre veu estrange, si nous alléguons ces remèdes « eslonguées de raison moiennant qu'ils nous soient manifestes par l'expérience... »

Mais, plus que ces recueils de recettes surannées, l'ouvrage qui fonda la réputation de Collin fut sa *Déclaration des Abuz et Tromperies* des Apothicaires. Nous n'entreprendrons pas

(1) Cette fable empruntée à Galien est reproduite par Montaigne. *Essais*, *L. II. c. 12.*

l'analyse de ce factum curieux qui fut naguère l'objet d'une excellente étude (1). Disons seulement que sous le pseudonyme de *Lisset Benancio*, anagramme de son nom, Collin y fustige avec entrain les apothicaires de l'Anjou, de la Touraine et du Poitou, les convainc de crasse ignorance, dévoile leurs « sophisteries », étale leurs ridicules, stigmatise leurs défauts et, pour chacun de leurs travers, forge à plaisir des néologismes bizarres et des séries de plaisants péjoratifs que l'on jurerait échappés à la plume caustique de Rabelais. Le malicieux pamphlet, qui contenait sans doute une part de vérité, eut du succès, et Pierre Braillier, apothicaire lyonnais, crut devoir, au nom de la corporation attaquée, répondre « à ces escritures qui se vendent et crient par toutes les villes de France. ». Dans sa riposte intitulée *Déclaration des abus et ignorances des Médecins...* (2), il traite de la belle manière ce « vénérable Lisset », l'appelle « povre fol opiniâtre et ignorant, menteur » juge « qu'il n'est qu'une beste » et conclut « ... je ne congneu jamais médecin qui eust nom Lisset, c'est « un nom qui est sot et rare et croy que le maistre est sot et « rare comme son nom, si maistre y ha... »

Il ne nous appartient pas de discuter le mérite scientifique de l'œuvre de Collin mais on ne doit pas oublier que des premiers notre médecin osa traiter de médecine en langue française et dire, dans sa dédicace de *L'Ordre et Régime*, que la science n'en pouvait qu'être « magnifiée, décorée et honorée... » Aussi, cette épître de notre compatriote a-t-elle été considérée à juste titre « comme un véritable manifeste (3) ».

Sébastin Collin avait fondé en 1558 avec son beau-frère, Jacob Bonnet, physicien (titre qui décèle un médecin), et divers autres une association pour fabriquer de la vaisselle *azurine*

(1) Grimbert. *Médecins et pharmaciens au XVIe siècle* (*Revue scientifique* 1890). Voir aussi, édition Dorveaux précitée.

(2) Ce libelle, longtemps attribué par erreur à Bernard Palissy, vient d'être réédité avec soin par M. le Docteur Dorveaux (Poitiers, Bousrez, 1906).

(3) Petit de Julleville. *Histoire de la langue et de la littérature française*, 1897, t. III, page 683.

et marmorée avec de la terre venant de Faymoreau. De cette entreprise, on sait seulement qu'elle ne réussit pas (1).

Il mourut enfin entre 1580 et 1582 laissant de N... Bonnet, son épouse, morte dès 1567, deux filles, Catherine et Opportune, et un fils, Adam, qui exerça à Fontenay la profession paternelle.

Ajoutons que Collin (comme d'ailleurs tous les médecins de cette époque dont la religion nous est connue) appartenait à l'Eglise Réformée dont il fut à Fontenay, l'un des zélateurs les plus fervents.

A côté de lui, il convient de placer son beau-frère, le médecin Arnold Bodin, dit *Josué,* époux de Opportune Collin. Bodin résida à Fontenay de 1552 à son décès survenu en 1560 (?) ; mais son titre de médecin ne servit jamais qu'à masquer sa véritable qualité de ministre réformé (2).

Durant la seconde moitié du XVIe siècle, on peut encore citer parmi les médecins fontenaisiens (3) :

François Mallet (fils du procureur du roi), auquel on attribue les *Discours spécieux des maladies du rein et de la vessie et de la curation d'icelles composez par M. F*(rançois. *M*(allet). *M*(édecin). *P*(oitevin). A Lyon, chez Sulpice Sabon, in-8° de 8 ff. et 176 pp. (4) ; — Denis Courtin, seigneur de Nermou, époux de Marthe Quinefault, médecin calviniste (mentionné par Bernard Palissy) qui habita Fontenay de 1578 à 1584 ; — De la Verne (1582) ; — Nicolas Tabarit, époux de Marie Verdier (1582-1602) ; — Jacques Bertaud (1583) ; — Mathurin Bibard

(1) B. Fillon. *Lettres écrites.... à M. A de Montaiglon.* 1861, page 61.

(2) Dans la *Déclaration des abus*, Collin rappelle l'histoire d'un médecin qui faisait « mestier de prescher » et « qui fut appellé pour veoir ma« lade une honorable dame laquelle avoit une vraye fiebvre synoche. Notre « médecin luy bailla à entendre que son mal n'estoit rien et que c'estoit Dieu « qui la visitoit, et que nous scaurions mieux cognoistre si nous sommes « aymez de Dieu, sinon quand il nous envoye des maladies et adversitez... ». Et il ajoute « sa malade fut morte dedans son septiesme jour. ». Ce médecin anonyme n'était-il pas le beau-frère de l'auteur ?.

(3) Quand un nom est suivi de deux dates, ce sont les deux dates extrêmes auxquelles on a rencontré le titre de médecin.

(4) *Poitou et Vendée.* Pasteurs, page 47, note 3.

(1594) ; — noble homme Israël Harnet, docteur en médecine, époux de Hélène Ostant, cité en 1596 et 1597 ; — enfin François Mizière qui mérite plus qu'une simple mention.

Né en 1541, François Mizière était fils de Laurent Misère (1), marchand à Saint Hilaire-sur-l'Autise (*Saint-Hilaire des-Loges*), mort dès 1560, et Jehanne Pougnet, vivante en 1590. Après avoir étudié à l'Académie de Genève (1563) (2), et suivi à Paris le cours de géologie de Bernard Palissy (1576-1577), il s'établit à Niort où il publia en 1596 chez Thomas Porteau une édition des œuvres de Clément Marot (3). L'année suivante, il vint se fixer en sa maison de Hauteroche près Fontenay-le-Comte, où il continua d'exercer la médecine jusqu'à son décès survenu en 1621. Il avait épousé le 16 janvier 1593 Marie Giraud, fille de Hilaire, greffier de la sénéchaussée de Fontenay, et de Marie Tiraqueau. Il s'intéressait à la numismatique et possédait une riche bibliothèque dont Jean Besly se louait plus que du caractère de son possesseur : « Vous sçavez, écri- « vait-il en effet à Dupuy le 31 octobre 1616, l'humeur des « vieillards comme cestuy-cy de iiij^{xx} ans (4). »

Ses contemporains et ses successeurs furent :

Thomas Dupuy, marié à Françoise Pager ; — noble homme Joseph Barrière (1606-1620) ; — Hilaire Jamin, sieur de la Roussière de Xanton, marié à Françoise Duboulay ; — Hanaël Delespée, époux de Sarah Udel, mort en 1622, à la bataille de Rié ; — François Clémenceau, qui après avoir résidé quelques années à Fontenay se fixa en 1622 à Sainte-Hermine ; — Théodore Colladon sur lequel nous insisterons davantage.

Issu d'une famille du Berry très attachée au protestan-

(1) Seul de sa famille, François Mizière orthographiait ainsi son nom patronymique ; son frère, Nicolas, et son neveu, Aubin, signaient : *Misère.*

(2) La présence de Nicolas. Bérault, professeur de droit à cette Académie, dont la famille habitait les environs de Sigournais, attirait alors à Genève les étudiants bas-poitevins (*P. et V.* Pasteurs, p. 57).

(3) V. Maillard. — *François Mizière, médecin du Poitou et l'édition des œuvres de Cl. Marot publiée par lui à Niort en 1596 (Bulletin de la S. du Prot. fr.* Année 1855, p. 6).

(4) V. Lettres de Besly. *Arch. hist. du Poitou*, 1880.

tisme et dont plusieurs membres se sont fait connaître par leurs travaux scientifiques. Théodore Colladon était fils de Nicolas, docteur en droit, de Bourges, et de Marthe Duval. Il exerça d'abord à Luçon, puis, de 1607 à 1612, à Fontenay où il publia chez Petit-Jan :

Epistola ad Es. Colladonem qua tractatur questio de fluvio sanguinis, 1608. In-4°, 96 p.

Les symptômes, pronostiqs, conséquence et curation des humeurs jaunes procédant de la bile, 1609. In-8° de 8 ff. et 262 p.

Parti pour la Suisse en 1612, il donna de 1615 à 1617 : *Adversaria seu commentarii medicinalis critici dialytici*. Genève, 2 vol. in-8°. Marie Esgonneau qu'il avait épousée à Fontenay en mai 1607, était veuve en 1625 et habitait auprès de son fils Théodore Colladon l'apothicaire.

En 1621 et 1623, on trouve mention de François Debouté et de Michel Rambaud, — le 30 avril 1626 de De Sainctoiiyn.

Vers 1630, c'était un docteur en médecine, Jacob Le Roy, qui dirigeait les écoles protestantes de Fontenay ; fils de Jacob Le Roy et Anne Jamonneau, il eut lui-même de son mariage avec Louise Charrieu plusieurs enfants dont deux, Jacob et André, furent médecins en Bas-Poitou.

Une pièce de procédure nous apprend aussi qu'un beau matin de l'an 1635 disparut de son logis de la « Rue de la Cauterye » noble homme Sébastien Chaigneau, sieur de Boisdaguet, docteur en médecine, laissant aux fontenaisiens pour seul souvenir, ses dettes. Six années s'écoulèrent, et sa femme de charge, gardienne de ses meubles, l'attendait encore, quand on apprit l'établissement de notre docteur, oublieux de la cité hospitalière, à Rouargue (?) « distant de six-vingts lieues de Fontenay ». Sitôt, le mobilier transporté aux Halles fut vendu à l'encan, et dans les coffres mystérieux dont on fit sauter les couvercles, à côté « d'une soustane de serge noire de « Rouen, avecq la ceinture, le rabat, le bonnet d'escarlatte « avec galon de faux or et un bonnet carré de docteur », on découvrit une riche bibliothèque. Le catalogue en fut dressé, malheureusement les titres des livres reproduits par un scribe ignare sont incomplets ou défigurés.

Parmi les auteurs de médecine ou de botanique citons Fernèl, César Magatti, Rembert Dodoens, Gorraeus, Hippocrate, Clusius (*Lécluse*), Rioland, Mathias de Lobel, Franciscus Pertus (*Duport*), Fabricius Jérôme, Fonseca, Fabius Columna, Dionisius Fontannus (*Fontanon*), Silvius, Bauhin, Quercetanus (*Duchêne*), Cardan, Laurent Joubert, Galien, Rauchinus (*Rauch*), Rondelet, Plazon, Zacharie, Holler, Gaspard Bauhin, etc...

On rencontre des traités de toutes sciences :

L'Arithmétique de Jacques Pelletier, la Chiromancie, Les Bains de Bourbon, le Théâtre de Botanique, Questions de Chirurgie, la Chirurgie militaire, Pharmacopeia augustana, le livre « Eicon des Arbres », Enchiridion chirurgicum, Enchiridion praticum, Osteologia, la Sphère d'Orobosque, la Méthodique Introduction à la Chirurgie, le Commentaire des Fièvres, Medici ac Mathematici, la Chirurgie françoyse, Dispensatorium medicum, Herbarius, l'Histoire Générale des Plantes, la Grand'mère (*sic*) grecque de Clénard, Strabon et jusqu'au curieux *Sambuca lincea* de Fabius Columna.

Dans un autre ordre d'idées : saint Eusèbe, le rarissime *Demonsterion* de Roch le Baillif, les Psaumes de David, Nicolas Rapin, Estienne Pasquier, Homère, Balzac, le Trespas de la Peste, Jules César, les Espîtres familières du cardinal Bembo, la *Lezine*, l'Art de la Rhétorique, mentionnons enfin « un livre in-f° couvert d'une couverture fort vielle escrit en « lettres romaines contenant l'*Exposition de Sainct Bible*, « Rusfain prestres à Laurans Pappe en laquelle les articles « de foy elles sont confermées par octorité (1) ».

(1) Nous omettons à dessein un certain nombre d'ouvrages dont les titres et les auteurs incertains nous sont inconnus : *Hieronymus Bafretius, Adrianus Spigellius, Jean Ruel, Antoine Fumance, le livre Massarius, Monte Baldo descritto, De Fassime, Gradenicus, Petro Severino, Jacobus Zabarella, Brudolusitano, etc...*

La bibliothèque parcourue, il serait intéressant de faire avec son possesseur plus ample connaissance, mais l'ingrat praticien ne nous dit de S. Chaigneau rien de plus que sa fugue et sa déconfiture.

Parmi les médecins du XVIIe siècle, nommons encore : René Venaud (1630-1643), époux de Madeleine Mignonneau ; — Françoys Lebouleux (dont nous parlerons plus loin), marié à Marguerite Guignard ; — Jean Marchand, époux de Marie Grignon, qui partait en 1648 pour La Rochelle ; — Jacob Louveau, originaire de Niort, marié à Marie Pasquier (1648-1656) ; — Hilaire Pougnet issu d'une famille bourgeoise de Saint-Hilaire-sur-l'Autise, époux de Renée Morisset (1653) ; — Jacques Corbier et Pierre Corbier, mariés, l'un à Claude Pascaud, l'autre à Françoise Collin, qui continuaient en exerçant la médecine une tradition de famille (1) ; — Luc Ruchaud, venu des Sables-d'Olonne qui semble avoir préféré les bénéfices et les honneurs des charges publiques à l'exercice de la médecine (2) ; — François Papin, conseiller du roi (1697) ; — René Hudel (1700) ; — enfin nous clorons cette liste par les fils de Jacob Le Roy (2e du nom) : Jacob et André.

Jacob Le Roy (3e du nom, quoique originaire de Fontenay, nous intéresse peu, car il n'exerça qu'à Puy-de-Serre, où il avait épousé Marie Chapon. Quant à son frère, André, sieur du Puy (*Puteanus*) (3), fixé à Fontenay, il passait « à bon droit, d'après B. Fillon, pour le praticien le plus distingué du Bas-Poitou. » Il a laissé au moins les deux ouvrages suivants :

Des moyens curatifs à employer es maladies ordinaires aux pauvres. Poictiers, Robert Courtoys, 1675, in-8°.

Andreæ Puteani, doctoris medici, de febre maligna quæ sœviit

(1) Voir plus loin.

(2) Luc ou Lucas Ruchaud, conseiller secrétaire du roi, maison et couronne de France, maire de Fontenay en 1692 et 1693 (?) avait épousé Claude Besly, petite-fille de l'Historien, morte aux Sables d'Olonne le 24 février 1695 dont il eut au moins trois enfants : Catherine, Aimée et Lucas.

(3) Il signait ordinairement : *Dupuy.*

in agro Pictonico anno 1686 diatriba. Fonteniaci, apud Andream Blanchet, 1687, in-12, de 49 p. (1).

Ce dernier opuscule, publié à la fin de 1687 (le permis d'imprimer signé : Thomas est daté du 22 décembre) précéda de peu de temps le départ d'André Le Roy. Au mois d'août suivant, chassé par la Révocation, le médecin calviniste, accompagné de sa femme Esther Le Cant, s'embarquait pour un pays plus hospitalier ; il se réfugia en Angleterre, et ses biens confisqués furent attribués à son frère Daniel Le Roy, officier des gardes du corps, qui avait abjuré (2).

Les individus étudiés, porterons-nous sur le corps de nos médecins un jugement général ? Quelle fut leur valeur professionnelle ? Quelle situation sociale occupèrent-ils dans la cité ?

De leur science et de leur dévouement, les seuls éléments d'appréciation qui demeurent, ce sont les ouvrages de Collin ou d'André Le Roy qui témoignent d'un zèle au moins spéculatif, — et jamais spéculateur, nous aimons à le penser, en dépit des injures que Braillier prodiguait aux médecins de son temps : « Ils ont bien en recommandation le teston (3), mais de guérir « ne s'en soucient pas grandement. Guérisse le patient, s'il « peut, mais qu'ils ayent leurs mains pleines, c'est assez... (4). »

Quant à leur rôle dans les affaires publiques, il semble avoir été des plus effacés : rarement on rencontre leurs noms dans les manifestations de la vie commune des habitants (*assemblées*

(1) Ce livre dont nous reparlerons se trouve à la Bibliothèque Municipale de Poitiers (section poitevine), recueils in-12, tome XVIII, pièce 7. (Nous devons cette référence à la complaisance de M. de la Bouralière). — Est-ce au même auteur que l'on doit attribuer : *L'Art de guérir les maladies des femmes* par Jacob Le Roy s[r] du Puy. — A Fontenay, chez Pierre Blanchet, imprimeur, 1658, in-8° de 252 pp. et 2 ff. non chiffrés..? (cité par M. H. Clouzot dans *Notes de B. Fillon pour servir à l'histoire de l'Imprimerie en Bas-Poitou*).

(2) *V. Poitou et Vendée*, Pasteurs, page 106. — Une déclaration du roi avait dès le 20 février 1680 interdit aux protestants de se servir aux accouchements de chirurgiens et de sages-femmes de leur culte ; un arrêt du conseil du 1er janvier 1686 défendit même aux médecins de « la Religion prétendue » d'exercer leur profession (*Mémoires de N. J. Foucault*. Paris, Imp. imp. 1862, page 149).

(3) Monnaie d'argent dont la valeur, de François Ier à Louis XIII, varia de 10 à 20 sols.

(4) Braillier, *Op. cit.*, page 12.

générales) ; sauf quelques rares exceptions, ils s'isolent volontiers de cette société bourgeoise dont ils sont issus pour s'adonner plus entièrement à l'exercice de leur profession. De plus, quelle que soit la considération dont ils jouissent — puisque souvent ils sont riches (1), et que la médecine ne fait pas « déroger » (2) — la qualité d'étrangers et les tendances calvinistes de beaucoup suffisent peut-être à leur aliéner les sympathies des fontenaisiens.

III. — Les Apothicaires.

« *Sans toy, heureuse Pharmacie,*
« *Au tombeau cherroit notre vie,*
« *Comme elle fit premièrement;*
« *Sans toy encor toute la race*
« *Des hommes, en bien peu d'espace*
« *Se périroit totalement...* »
(*Œuvres de Jacques et Paul Contant*, Poitiers, 1628).

Longtemps confondu avec l'épicerie, l'art d'apothicairerie ne commence à s'en distinguer qu'au XVe siècle ; c'est alors que l'apothicaire, d'abord marchand de sucre, restreint en principe sa profession à la préparation des médicaments.

L'inscription suivante, datée de 1509, est notre plus ancien document sur la pharmacie en Bas-Poitou ; elle aurait servi d'enseigne à un apothicaire fontenaisien (3) :

A LA POME (Ici l'image d'un citron) **CYTHRINE**
Aut Corcyrei sunt hæc de frontibus horti
Aut hæc Massili poma draconis erant (4).
OLLYVIER MAREPNE
MDIX.

(1) Les répartitions annuelles des tailles fournissent des renseignements à cet égard. — Voir aussi l'arrêt de la Cour des Aydes du 20 juin 1653 concernant le taux de François Le Bouleux « *un médecin des plus riches du dict Fontenay...* » (*Arch. des Deux-Sèvres* E. 557).

(2) *Coutumier général de Poitou* de Boucheul, Art. 289 ; — Loyseau, *Des ordres*, chap. V. 102.

(3) Mss. Prézeau *Apd.* Archives historiques de Fontenay, t. II, pg. 13.

(4) *Martial*, Epigrammes, L. XIII, épig. XXXVII.

On peut du moins affirmer que, dès 1550, Fontenay-le-Comte était largement pourvu de boutiques d'apothicaires. Enfin, en exécution d'un édit du 24 octobre 1619, les statuts de la corporation des apothicaires fontenaisiens furent présentés au roi à Saint-Maur le 3 octobre 1637 ; ils réglementaient avec soin l'exercice de la pharmacie (1).

Aux termes de ces statuts, l'aspirant à la maîtrise d'apothicaire est tenu de faire trois années d'apprentissage et doit rapporter quittance de ce contrat (*art. 1*). Comme pour les chirurgiens le prix ordinaire est de 60 # par an, soit 60 écus pour les trois années (2). Un stage de cinq ans est ensuite obligatoire, et le maître délivre à son « compagnon » une attestation de « sa bonne vie, mœurs et conversations », (*art. 2*) ; — pour permettre une surveillance plus étroite à ce sujet, il est interdit à tout maître apothicaire d'avoir à la fois deux postulants en sa boutique à moins que ce ne soient ses enfants (*art. 13*). L'aspirant étranger à Fontenay est tenu à une année de stage supplémentaire (*art. 3*).

Le jour où notre compagnon se croit enfin capable d'affronter l'examen, il choisit parmi les maîtres de la ville un « *parrain ou conducteur* » qui le guide dans ses visites officielles à tous les membres de la communauté (*art. 4*). A sa requête, les apothicaires s'assemblent en une réunion générale à la quelle ils ne peuvent manquer « à peine de 60 sols d'amende » (*art. 5*), statuent sur la demande du candidat et lui donnent, s'il y a lieu, jour pour l'examen (*art. 6 et 7*).

Le jury se compose de tous les maîtres de la ville, à l'exception du *conducteur* « qui assiste seulement pour éviter tout

(1) Les Archives de Fontenay-le-Comte en possèdent une copie de la fin du XVIIe siècle. Ces statuts se composent de 23 articles et portent le titre suivant : *Règlements statutz et ordonnances pour les maistres appotichaires de Fontenay-le-Compte en Poictou faicts et arrestez par Mr Bouvard con[er] du roy en ses conseils, premier médecin de Sa Majesté*. Ils furent enregistrés au greffe de Fontenay par Drapron le 15 octobre 1637.

(2) Contrats d'apprentissage de Jacob Pache (25 juin 1658) pour un an moyennant 60 # — de Théodore Delabrune, fils de Me Anne Delabrune, de la Caillère, chez Françoys Collin pour 3 années moyennant 180 # (165 ?).

soupçon de favveur » (*art. 7*) ; — on convoque également le doyen des médecins « qui empeschera de rien propozer hors « le suiet de pharmacie. » La durée de l'examen est de deux jours (*art. 8*) : le premier jour, le candidat interrogé par les maîtres, suivant leur ordre de réception, subit deux épreuves orales « sur la cognoissance, eslection, préparation, composition, conservation des drogues médicaments tant simples que composés, étrangers que naturels ou du païs et autres secrets requis et nécessaires de scavoir, » (*art. 7*) ; — le lendemain, il fait, sous la surveillance du jury, des travaux pratiques qui consistent en « deux compositions ordinaires prinse dans Mesué (1), Nicolas ou autres dispensaires approuvez et usitez », et destinées, l'une à l'usage interne, l'autre à l'usage externe. Les simples doivent être vus au préalable par les examinateurs (*art. 8*).

C'est le postulant qui doit supporter les frais de l'examen, cependant si quelque maître propose en *chef-d'œuvre* la confection de la thériaque ou du mithridate (2), électuaires fort coûteux, il sera tenu d'en fournir les éléments sauf à garder pour lui la composition (*art. 9*).

Au point de vue de la réception, le fils de maître jouit de privilèges spéciaux : il est dispensé de rapporter son contrat d'apprentissage, il suffit qu'il ait travaillé chez son père et qu'il ait 25 ans, il n'est soumis qu'à un examen oral et à la confection d'un seul chef-d'œuvre, enfin son examen ne dure qu'un jour (*art. 10*). En dépit de l'inégalité fâcheuse qu'elles engendraient entre les candidats, ces prérogatives présentaient l'avantage d'engager les fils de maîtres à suivre la carrière paternelle (3) et préparaient un corps d'apothicaires plus imbu de sa dignité, partant de ses devoirs professionnels.

(1) Médecin arabe du IXe siècle dont la *Pharmacopée* fut longtemps classique.

(2) La thériaque, composée d'environ soixante-cinq substances, était considérée comme un contre-poison universel. Il en était de même du Mithridate.

(3) Fontenay eut ses lignées d'apothicaires : les *Bonnet*, les *Aubert*, les *Guyard*, les *Chapelain*, les *Corbier*, etc.

L'examen terminé, le jury se prononce sur l'admission ou l'ajournement du compagnon. Est-il reconnu capable, les examinateurs le présentent « au magistrat et premier juge de la « ville pour prester le sermant de bien et fidèlemant exercer « l'art de pharmacie, garder et observer les ordonnances « royaux et statuts », puis on lui délivre un long diplôme, transcrit sur le registre de la communauté et dont nous rapportons la formule finale (1) :

« ... A ces causes, nous avons led. N..., déclaré et déclarons « suffisant et capable pour exercer l'art de pharmatie en cette ville, « luy avons permis et permettons de prendre la qualité de m[e] app[re], « qu'il ouvre boutique, exerce, pratique et jouisse des privilèges, « honneurs et prérogatives dont nousd. maistres ap[res] jouissons « et enjoinons de garder fidèlement les ordonnances royaux, nos « statuts et reiglements et de bien s'acquitter du devoir d'un « vray pharmatien par ces présentes que luy avons octroyé de nous « signé et scellé du sceau de nostre corps pour toute foy et vérité « après qu'il a satisfait au 12e art. de nosd. statuz et réglements (2) « et qu'il a presté le sermant en tel cas requis entre les mains de « Monsr le président de cette ville. Aud. Fontenay, le..... »

(*Suivent les signatures*).

Admis à exercer son art, notre apothicaire frais émoulu acquiert une boutique, s'il n'en est pourvu par hérédité : en 1636, Jean Baudouin se rend ainsi acquéreur « des boëtes, pots et drogues » de Jean Renaudin moyennant 390 #. Ce prix élevé pour une boutique de petite ville est justifié par le nombre d'ustensiles et la variété des médicaments que devait posséder un apothicaire. L'inventaire fait en 1676, après le décès de l'apothicaire Jacob Pache mentionne « sur les estages de la boutique » 62 pots de faïence, 60 grandes boëtes, 20 petites

(1) Cette formule est empruntée au diplôme daté du 2 décembre 1682 de l'apothicaire fontenaisien René Barré, alors apprenti chez Samuel Vrignaud, apothicaire à Saint-Hilaire-le-Vouhis.

(2) Cet article 12 est ainsi conçu : « *Item ceux qui auront estez faicts ainsy « maistres seront tenus payer et remettre entre les mains des m[es] gardes « dans la boeste de la confrairie la somme de cinquante livres...* »

boëtes, 16 pouderies de verre pour mettre poudres, un *plastrier*, onze flacons de verre, puis un grand mortier de fonte pesant 25 livres, un petit mortier, un *contoir*, une *paire d'armoires*, un tamis double à cinq passettes, un *allambic* à distiller, un chapelet et sa couverture, un fourneau, deux *poëlons* (un jaune et un rouge), l'indispensable seringue d'étain, enfin un nombre considérable d'élixirs, d'onguents ou de confections.

Les *parties* des apothicaires fontenaisiens du XVIIe siècle fournissent sur les médicaments et leurs prix d'intéressants détails. En 1644, après le décès d'une « vénérable et discrette personne » que Me Giraudin eut l'heur et honneur de compter parmi ses clients, il présenta aux héritiers ébahis un mémoire que n'eut pas désavoué M. Fleurant. Le clystère *laxàtif* ou *réfrigératif* et la prize *ptisanne royale et purgative* (1) à 16 sols y prédominent alternativement ; par intermittence, une *bonne médecine laxative avec rhubarbe, sené, syrop de roses et autres*, à 2 # 05 s. rompt la monotonie du régime (2) ; — la *masse pilules panchimagogues* (3) *faite avec les extraits d'aloë, de rhubarbe étant pour en uzer la grosseur d'un bouton une fois la sepmaine*, à 3 # 04 s. est la caractéristique des époques de crise ; puis ce sont les potions *cordialles composées avec thériaque, confection de hyacinthe* (4), *syrop de limon* (5), etc... à 2 # 10 s., *les prizes apozèmes* (6) *apéritifs et altératifs avec syrop de chicorée composé, sal prunellier, etc...* à 1 # 10 s. ; — *l'épithème* (7) *liquide cordial avec thériaque, confection alkermès* (8) *de hyacinthe diamargarit.*

(1) « Ptisane *qu'on appelle communément* tisane... » H. Estienne, *De la Précellence du langage français*, Paris, 1579, pg. 218.

(2) « Aussi noz apoticaires n'ont jamais rien autre chose en la bouche : « Il fault purger... » S. Collin, *Déclaration des abuz et Tromperies que font les Apothicaires*, Éon Dorveaux, 1901, pg. 32.

(3) *Panchymagogue* = qui chasse toutes les humeurs.

(4) Monstrueuse préparation composée de « végétaux, corail, yeux d'écrevisses, corne et os de cœur de cerf, terres argileuses, poudre d'hyacinthe etc. »

(5) Espèce de citron.

(6) L'apozème était une simple décoction.

(7) Remède destiné à être appliqué sur quelque partie du corps.

(8) Préparation curieuse due à Mésué et composée de teinture de kermès (écarlate), de roses rouges, de corail, d'un *scrupule* de feuille d'or, de cannelle, etc..

frigid. (1), *etc... pour applicquer sur le cœur*, pesant une livre quatre onces à 3 # 10 s., *l'épithème hépatic avec diatriasanteli* (2). *décoction hépaticque et rafraîchissante, etc... pour le foy*, à 2 # 10 s., enfin partout et sans cesse l'anis vert, l'huile rosat, les boîtes de suc de réglisse blanc à 5 s. l'once (3), la poudre aux vers, les conserves de roses en roche à 5 s. l'once, l'huile de camomille à 3 s. l'once, le *syrop rosat solutif* à 10 s. l'once, les *phiolles de syrop violat* (4) *violet* à 8 s. l'once, *le bolus cordial avec thériaque*, confection alkermès, etc., les poudres cordialles à *synapizer* à 10 s. la dragme (5), les confections d'hyacinthe dissoutes, et les clystères doux contre les vers, les conserves de buglosse et les amandes et les girofles et l'orge mondé cuict et sucré, etc.....

Et si le cher malade éprouve quelque répulsion, sitôt on revient à la charge : « *Ayant vomi, réitéré....* »

Refuge des affligés dans la maladie, l'apothicaire n'est pas moins indispensable aux grands jours de réjouissance publique ; à lui seul appartient en effet de préparer le délicieux hypocras des solennités (6).

Les reproches le plus généralement adressés aux apothicaires étaient de vendre cher, d'être ignorants et de tromper sur la marchandise. Si graves que soient ces accusations, elles n'étaient malheureusement que trop justifiées, même pour nos compatriotes.

Ils vendaient cher ; la meilleure preuve qu'on en puisse donner, c'est que leurs mémoires étaient souvent présentés à un confrère qui les réduisait à une plus juste valeur.

(1) Remède terreux.

(2) C'est-à-dire *poudre des trois santaux*, (diatrium santalorum pulvis).

(3) L'once pesait 30 grammes 59 centigrammes, soit 1/16 de la livre de Paris.

(4) Composé de violettes.

(5) Un huitième de l'once.

(6) Les comptes des deniers communs des années 1578 et 1579 portent notamment une dépense de « *6 escus 15 sols à Guillaume du Val, apothiquayre pour de l'ypocras qui luy avoit esté comendé donner à Messieurs de la Ville pour leur chantenau la vigille de Noël...* » (Arch. de Fontenay. *Coll. Fillon*). L'hypocras était une infusion d'amandes douces, de musc et d'ambre dans du vin édulcoré avec du sucre.

Dans sa *Déclaration des Abuz et Tromperies des Apothicaires*, S. Collin ne tarit pas sur l'ignorance des apothicaires poitevins : « ... L'apothicairie en ce pays de Poyctou et An-« jou est traictée par apoticaires incogneuz et pauvres servi-« teurs qui ne sceurent jamais à grand peine lire leur nom (1). » Il leur reproche de ne pas comprendre le latin des ordonnances : « Or considérez quel dangier que de recepvoir ung « apoticaire sans estre latin ! Mais à eulx ce leur est tout ung, « fussent-ilz patissiers, mais qu'ilz sachent bien battre les es-« pices et faire des cornetz de papier (2)... » (*p. 50*) ; — il parle d'un apothicaire « pauvre poudriste c'est-à-dire faiseur de « poudre à canon (3), qui ne sçavoit lire ne escripre » et ajoute : « Toutefois il ne laisse pas d'avoir bon bruyt en son quartier, « et est estimé plus que apoticaire » (*p. 34*) ; — il cite le cas d'un autre qui, cherchant pour composer un onguent « oculorum populi » (*germes de peuplier*) ne trouva rien de mieux que d'arracher les yeux à des pendus de la veille et « fist res-« ponce qu'il n'y avoit pas grand propos de prendre les yeulx « du peuple vivant... » (*pg. 77*). Enfin après avoir parlé des quiproquos et des tromperies des apothicaires, Collin conclut : « De telz sophistiqueurs vous en avez les villes de Poyctou « bien garnies... » (*pg. 16*).

Ces critiques acerbes, exactes peut-être à l'époque de Collin, le semblent moins au XVIIe siècle. L'examen força l'apothicaire à s'instruire ; la réglementation étroite des statuts le contraignit davantage à l'honnêteté.

(1) Ed[on] précitée, pg. 31. Il est probable que Collin regretta par la suite cette assertion exagérée absente de la deuxième édition.

(2) Les cornets de papier étaient fort en usage comme en témoignent ces vers du fontenaisien A. de Rivaudeau (*Epître à Jeanne de Foix*) contre les mauvais écrivains

« ... Qui de mille cayers nous barbouillent les mains.
« Ne servant qu'aux beurriers et aux frippiers libraires,
« Aux merciers, aux grossiers et aux *apothicaires*... ».

(3) «... Les apoticaires se meslent de tant d'estatz qu'il n'est possible qu'ilz en facent ung bien : les ungz sont fourniers, chasseurs, faiseurs de poudre à canon, taverniers de mer. » Collin, *Op. cit.* pg. 30.

Chaque année les apothicaires fontenaisiens procédaient, à la pluralité des voix, à l'élection de deux maîtres « pour estre « mes jurez et garde des statuts... ». Après avoir prêté serment devant le juge, les maîtres jurés et garde, accompagnés d'un médecin ou du doyen des apothicaires, avaient mission de visiter les boutiques de leurs confrères « en la forme portée par les ordonnances (1) » ; ils s'assuraient qu'il n'y avait « aucunes drogues vieilles et corrompues et deffendues » et dressaient un procès-verbal de visite où ils constataient les « deffaux trouvez es drogues tant simples que composez. » (*Article 14 des statuts*). La visite des boutiques de la ville et des fauxbourgs n'était pas rémunérée pour le médecin ; les maîtres jurés recevaient huit sols de chaque apothicaire ; mais pour le surplus du ressort de Fontenay-le-Comte, les apothicaires visités devaient subvenir à la dépense des maîtres jurés et du médecin.

On envoyait aux maîtres de campagne un mémoire des drogues « tant simples que compozées » qu'ils étaient obligés d'avoir en leur boutique « dispensées selon l'autheur qui leur « sera prescrit ou selon l'ordonnance qui leur en sera baillée ; ils devaient conserver de ce mémoire une copie pour la montrer « aux médecins circonvoisins ». (*Art. 15*).

L'apothicaire ne devait fournir aucune drogue sans ordonnance « fors en la nécessité et deffaud de médecin ». S'il délivrait un poison, le client devait faire certifier « par tesmoings irréprochables » l'usage qu'il en comptait faire et cette affirmation était inscrite au livre-journal. Faute d'observer ces prescriptions, l'apothicaire était déclaré « criminel » du mal qui en pouvait advenir (*Art. 21*).

On trouve enfin dans les statuts telles dispositions qui témoignent du meilleur esprit de confraternité.

La veuve de l'apothicaire pourra tenir boutique ouverte à

(1) Deux fois l'an : le lendemain de la Quasimodo et le lendemain de la Notre-Dame de septembre (9 septembre).

charge de faire exercer « l'art de pharmatie par un serviteur « capable qu'elle présentera au maistre garde et juré pour les « asseurer de sa capacité et recevoir d'iceluy le sermant en tel « cas requis. » (*Art. 22*).

Un serviteur quittait-il un apothicaire, c'est seulement après un séjour d'une année hors de Fontenay qu'il pouvait entrer au service d'un autre maître de la ville, à peine d'une amende d'un marc d'argent(1) contre l'apothicaire contrevenant.

Toutes les amendes étaient déposées à la « boüette de la confrarie » dont le maître-garde avait la charge. Les délibérations de la communauté, consignées sur un registre spécial déterminaient l'emploi de ces ressources et les statuts engagent « à assister les pauvres passants dud. art... » (2). Le maître-garde rendait compte de sa gestion à sa sortie de charge.

Dans la hiérarchie sociale de l'Ancien Régime, l'apothicaire, marchand notable, supérieur au chirurgien, « pauvre artisan », est nettement au-dessous du médecin. Aussi voit-on fréquemment le fils du chirurgien tendre à la boutique d'apothicaire, le fils d'apothicaire conquérir d'abord le bonnet de docteur, puis acquérir à vingt livres un prestigieux blason de d'Hozier et s'insinuer dans la noblesse poitevine.

Par leur fortune et leur autorité, les familles d'apothicaires, à ces diverses étapes de leur histoire, ont joué un rôle prépondérant dans la vie de notre bourgeoisie fontenaisienne.

Parmi les apothicaires fontenaisiens des XVIe et XVIIe siècles, on trouve les noms suivants :

Olivier Marepne (1509) ; — Nicolas Gaubert (1535 ? — 1538), mort en 1538, époux de Marie Defeigne ; — Joachim Delespée (1537) ; — Julien Chapelain (1551), marié à Marguerite Fouschier (3), dont il eut un fils Anthoine, apothicaire à Fontenay ;

(1) C'est-à-dire une quantité d'argent pesant un marc ou huit onces.

(2) Il faut probablement entendre par là les serviteurs d'apothicaires et les compagnons en quête de places.

(3) Sœur de Barnabé Fouschier, lieutenant particulier à Fontenay-le-Comte mort en 1550 (?).

— Bénigne Maire (1557 — mort avant 1586), époux de Jeanne Blayrette (*Blayreau*) ; — Jehan Maire, s[r] de la Pelouzière, fils du précédent, mort à la fin d'avril 1597, laissant de son épouse Blanche Brunet, de la Riaillière (1), morte dès 1586, trois enfants dont la descendance s'allia à la noblesse bas-poitevine (2) ; — Pierre Faydit (1561-1566) ; — Louys Besnyer (1566) ; — Guillaume Duval (1578-1579) ; — Jehan Albert (fils du marchand Anthoine Albert), compagnon apothicaire chez Brisse Graffard à Poitiers, en 1585, puis établi à Fontenay (1593-1619) ; — Antoine Besnier (1574) ; — Françoys Regnaudin (1582) ; — Danyel Durand (1596) ; — Françoys Clemenceau (1590) ; — Jehan Guyard, beau-frère de Jehan Albert, par son épouse Jacquette Albert (1597) ; — Jacques Bonnet (fils du chirurgien, Jehan Bonnet), mort en 1610, laissant de sa première union avec Jacquette Verdier deux filles et deux fils, dont l'un fut apothicaire, et de son second mariage avec Jacquette Garnier un fils, Pierre, notaire à Fontenay (1626-1649) ; — Jehan Bonnet, sieur de la Caillère, fils du précédent, mort avant 1625, laissant sept enfants de Marie Fradet, fille du notaire fontenaisien Vincent Fradet, qu'il avait épousée le 4 juillet 1599 ; — Estienne Robert, mort en 1615, qui avait épousé à Marans, le 16 janvier 1600, Jeanne Regnaud, et son frère Jehan Robert, époux de Marie Mourgaud, qui, établi en 1626, mourut peu de temps après ; — Jean Turpaud, marié à Marguerite Brisseteau (1619) ; — Raoul Pasquier, époux de Jeanne Luneau, dont il eut trois filles ; Jehan Carrel, (acquéreur en septembre 1619, de la boutique de Jehan Albert), mort avant 1646, laissant de son épouse Catherine Chaumont un fils qui se parait du titre de *noble homme* ; — Louis Péquin qui s'établissait en 1620 ; — Jehan Gobin (1628-1653), marié à Jeanne Morisset ; — Pierre Cavalier, époux de Jeanne Luçon,

(1) La Riaillière de Foussais appartenait aux Brunet par suite du mariage de Jacques Brunet avec Catherine Maire, fille de Bénigne et veuve de Me Pierre Baudouyn.

(2) Voir sur les *Maire. Arch. de la Vendée*, B. 1221.

qui testait en juin 1628 ; — Gabriel Rainard, mort avant 1654, qui avait épousé le 8 février 1626, Claude Robert, fille d'un procureur, et traita Charles Norisson, écuyer, sieur de Beauregard, conseiller du roi, lieutenant particulier de robe longue en la prévôté de France, décédé à Fontenay le jour de Noël 1627, chez Benjamin Chesnay (1) ; — Paul Guyard, marié à Catherine Peneau (1620) ; — Pierre Guyard, fils de Jehan Guyard l'apothicaire, qui épousa le 17 décembre 1625 Marie Bonnet, fille de l'apothicaire Jacques Bonnet ; — Théodore Colladon (1638), fils d'un notable médecin (2), marié à Jeanne Vexiau, dont il eut plusieurs enfants (3) ; — Jean Renaudin (1636) ; — Jean Baudouin, qui épousa le 28 septembre 1636, Anne Joly, fille d'un orfèvre ; — François Collin (1636-1651), conseiller du roi et receveur des décimes de l'évêché de Maillezais, époux de Marie Pallayne, qui, chargé de famille, adoptait néanmoins en 1649, Nestor Clémenceau, élève au collège des Jésuites ; — Jehan Anfrays, marié à Marie Boivin (1637) ; — Louis Giraudin, né à Marans le 6 septembre 1611, mort en 1676, qui épousa le 7 juin 1637, à Fontenay-le-Comte où il s'établit, la fille de l'apothicaire Anfrays, Jeanne, dont il eut onze enfants connus ; — Louis Giraudin, fils aîné du précédent, né le 9 mai 1638, mort en 1670 (4) ; — Pierre Cherbonnier ; — Jacques Bonnet, fils de Jehan Bonnet et Marie Fradet, né le 24 octobre

(1) Arch. de Fontenay. *Coll. Fillon.*

(2) Voir *Rev. du Bas-Poitou*, 1907, p. 41 et 42.

(3) Reg. de baptêmes des Réformés, (*Greffe de Fontenay-le-Comte*).

(4) La Bibliothèque Municipale de Poitiers (*Fonds des manuscrits, n° 316*) possède un petit volume manuscrit relié en veau dû à cet apothicaire. La première partie (p. 2-95) porte pour titre : *Petit Traicté de Chymie par L. Giraudin le Ieune, Mre appoticaire à Fontenay, 1662*, et s'ouvre par des « Réflections sur la Faculté qu'on appelle Chymie » ; à la page 7, nous relevons cette amusante liste « des douze différentes matières, comprises sous le genre des animaux, sçavoir : chair, sang, graisse, os, laict, beurre, cornes, poils, plumes, fiante, œuf et urines » ; suivent de longues dissertations sur les Extraits, les Eaux et les Esprits. — Une seconde partie (p. 95-144) intitulée : *Traicté de Pharmacie* semble inachevée, la dernière ligne est une question : « Qu'est-ce que substance formelle ? ». Une note mise en tête du manuscrit mentionne qu'il fut donné à la bibliothèque par M. Cardin.

1601, mort dès 1650 (1), qui épousa Marie Chatevaire, fille d'un procureur; — Jacques Corbier, époux de Jeanne Guyard; — Pierre Couzard, marié à Elisabeth Guyard, fille de Pierre et de Marie Bonnet; — Louis Bardon, arrivé en 1650; — Jean Pache (1643-1651), époux de Marie Verdon, et son fils Jacob, apprenti à La Châtaigneraie chez Samuel Venaud en 1658, époux de Marie Mestreau, mort établi à Fontenay en 1676; — Jean Merland, fils d'un apothicaire de Saint-Hilaire le Vouhis, qui entrait en apprentissage chez François Collin le 3 novembre 1651; — Jehan Fourneau, sieur de la Chaulme, dont la femme, Françoise Pichard, fut la collaboratrice de René Moreau dans ses bonnes œuvres (2); — André Corbier, fils de Jacques, et époux de Jeanne Vairon (1669); — Jean Lafiton, *droguiste*, marié à Marie Davvillé (1667); — Pierre Besly, fils d'un procureur, et époux de Catherine Davvillé; — André Grignon (1676), fils d'un notaire fontenaisien; — Jacques Chastellier (1691); — René Barré, originaire de Saint-Hilaire le Vouhis; — enfin René Merland, fils de Pierre, qui épousa le 23 décembre 1698, Marie-Anne Corbier, fille d'André Corbier.

II. — Les Chirurgiens.

Auprès du docteur en médecine se place le chirurgien, son auxiliaire et parfois son rival.

Dès la fin du XIVe siècle, les chirurgiens exerçaient en concurrence avec les barbiers. La constitution des barbiers parisiens en corporation de *barbiers-chirurgiens*, au mois de janvier 1505, consacra cet état de choses, et dès lors, à côté des *chirurgiens de robe longue* ou *de Saint-Côme*, porteurs de la boîte à médicaments, coexistèrent les *chirurgiens de robe*

(1) Dans son testament daté du 4 mars 1650 il défend « qu'on vende ses mor« tiers qui sont et servent en sa boutique, ils resteront pour son fils qui ap« prend l'art et mestier d'apothicaire... »

(2) Voir B. Fillon, *René Moreau, curé de N.-D. de Fontenay*, Fontenay-Vendée, Robuchon, 1851.

courte, vulgairement appelés *barbiers-chirurgiens*, dont un bassin de cuivre (1) était l'enseigne (2).

Il n'y eut jamais à Fontenay le-Comte que des barbiers-chirurgiens (3) qui, délaissant aux perruquiers leurs plus humbles attributions, s'adonnaient uniquement à la chirurgie. Toutefois dès la fin du XVIe siècle, le titre de barbier-chirurgien, — si l'on en excepte le langage officiel — tombait en désuétude en Bas-Poitou et l'on ne disait plus que « *MM. les Chirurgiens* ».

Si nombreux qu'ils fussent à Fontenay-le-Comte dès le XVIe siècle, on ne trouve pourtant trace de leur organisation en confrérie ou communauté qu'en 1640.

A la tête de la communauté des maîtres chirurgiens de Fontenay-le-Comte est alors un « *lieutenant du premier Barbier et Chirurgien du Roy* ». Ce titre fastueux, concédé au plus offrant des maîtres fontenaisiens, donne à son possesseur la suprématie sur ses collègues : c'est au lieutenant qu'incombe le soin de réunir la communauté, de recueillir les voix aux examens de décerner les diplômes. Auprès de lui, deux maîtres chirurgiens *jurés* ou *gardes* exercent probablement des fonctions analogues à celles des maîtres jurés des autres corporations (4).

Les armes de la communauté sont *d'argent à un saint Cosme et à un saint Damien de carnation vêtus d'une robe de gueules.*

Cette organisation subsistait encore en 1736, mais au lieutenant s'étaient adjoints un prévôt, un greffier, un doyen :

(1) Ce bassin était semblable à ceux qui servent encore d'enseigne à nos coiffeurs. — Il était blanc pour les perruquiers.

(2) Cette distinction fut l'objet de fréquents procès (V. notamment les *Lettres* de Gui Patin) et les chirurgiens de robe longue obtinrent, en 1603, un arrêt interdisant à leurs subalternes trop enclins à s'intituler « *chirurgiens* » ou « *chirurgiens-barbiers* » de prendre d'autre titre que celui de « *barbiers-chirurgiens* ». — Une déclaration du 23 avril 1743 sépara définitivement la corporation des chirurgiens de celle des barbiers.

(3) Nous avons pourtant relevé le nom de « *Raymond Dugua, chirurgien de robe longue* » à Longèves, près Fontenay-le-Comte (17e siècle).

(4) Voir ce que nous disons pour les Apothicaires.

sinécures vénales et pourtant recherchées dont le but unique était de remplir les coffres à finances.

A la différence du diplôme de docteur en médecine délivré seulement par la Faculté, celui de barbier-chirurgien pouvait être conféré par les communautés de barbiers-chirurgiens. Il ne faudrait pas croire en effet qu'à beaucoup échut la chance de ce barbier de Nevers « pourveu d'un estat à cause du joyeux advènement du roy » dont Peleus dit plaisamment dans ses *Actiones Forenses* : « Il estoit comme le *Mactator* à qui l'on dit *feri victimam* ». Conquérir le titre de « maître barbier-chirurgien » était au contraire fort long.

Prenons l'exemple des chirurgiens reçus à Fontenay-le-Comte. Quelque adolescent — peu importe d'ailleurs son éducation première (1), — se croit-il vocation « *seignandi, perçan-* « *di, taillandi, coupandi... Et occidendi impune per totam ter-* « *ram...* » il se rend accompagné d'une caution — le plus souvent son père — à la boutique d'un maître des environs auquel il s'offre comme « apprentif. » Après entente sur les conditions du contrat, on appelle le notaire et par acte en bonne forme, le maître chirurgien s'oblige « *scavoir à prendre ledit apprentif* « *en sa maison et promet l'instruire et monstrer en l'art de chirur-* « *gie bien et convenablement l'espasse de trois années entières....* « *et pendant ledit temps le loger, nourrir et héberger en sa mai-* « *son...* » Le père de l'apprenti s'engage à son tour à « *faire* « *demeurer son dict fils avec ledit maistre comme aussi ledit ap-* « *prentif à servir fidellement son maistre et luy obéir comme bon* « *serviteur est tenu envers son maistre ..* » Le père tire enfin de son escarcelle 60 écus qu'il donne au chirurgien et pour la modique somme de 60 # par an se trouve ainsi quitte de tous frais d'éducation envers son fils (2).

(1) C'est ce que prouve le contrat d'apprentissage de Julien Patissier « *domestique* de dame Israëlite Prévost, veuve de Paul Robineau ». entré le 30 août 1623, chez le maître fontenaisien Michel Belluet.

(2) Extrait du contrat d'apprentissage de Pierre Bonnet, de Luçon, intervenu entre Jehan Bonnet, son père et le chirurgien Pierre Corbier, de Fontenay (*début du XVII*^e^ *siècle*).

Entré dans la maison du maître, qu'y faisait notre étudiant ? Il ne semble pas téméraire d'affirmer que, les bassins fourbis et la lancette aiguisée, il dut, à cette rude époque, expédier des besognes n'ayant avec sa profession future que des rapports lointains. Les années d'apprentissage passées et le stage fait après maintes pérégrinations à travers la province, notre « compagnon chirurgien » s'en revenait au pays natal, certificats en poche et confiant en sa jeune science. Il adressait alors au lieutenant du premier chirurgien du roi une requête pour solliciter la réunion du jury d'examen et y joignait son contrat d'apprentissage. A titre d'exemple, voici la requête de Paul Besly, fils du procureur Jacob Besly et d'Esther Chapon (1669) :

Monsieur Loyauté, lieutenant du premier chirurgien du roy en ceste ville de Fontenay,

Supplie humblement Paul Besly disant qu'estant originère de cette ville et ses autheurs de longue main quy ont exercé et exercent encore des charges considérables, il a pris résolution, marchant sur les pas de ses ancêtres de se consacrer et dédier à sa patrye et lieu natal dans le desseing qu'il s'est formé de parvenir à la maitrise de chirurgie ayant à cet estat fait aprantissage et travaillé chés les maistres de plusieurs bonnes villes et fait autant qu'un homme de son âge peut faire.

Considérant, Monsieur, atandu ce que dit est, quy est de votre cognoisance vous plaise luy donner acte de ce qu'il se soubmet à subir les examens, faire chef d'œuvres requis et acoustumés, et pour ce faire, faire assembler les maistres chirurgiens de cette ville pour luy donner jour, lieu et heure, pour procéder à son premier examen et le recepvoir en cas qu'il en soit. Par vous et les autres maistres chirurgiens, jugé capable et ferez bien.

P. Besly.

Après examen des certificats, de l'âge, de la capacité physique et de la religion de l' « aspirant », les maîtres l'admettent à se présenter ou l'écartent au contraire de prime abord. Leur délibération ne fut pas favorable à Paul Besly (1); les motifs en sont intéressants :

Aujourd'huy dixiesme jour de may mil six cens soixante-neuf, nous, René Loyauté, maistre chirurgien, lieutenant du premier chirurgien du Roy, Jacques Pager, Jacques Cassain, Hillaire Blanchard, Jacques Cassain fils, et René Duvergier, gendre dudit Pager, aussy maistre chirurgien, nous sommes asamblés pour délibérer sur la requeste sy dessus ensamble d'un contract d'aprantissage, et aquict d'isselluy ansamble ung acte de vies et meurs dudict Besly lesquels maistre chirurgien après avoir délibéré sur yseux ont esté d'advis, à la réserve dudict Loyauté, que l'on donne jour audict Besly pour son exzamin pour trois raison prinsipalle : La première, qu'il est mineur âgé seullement de dix-huict à dix-neuf ans, qu'il n'a fréquanté ny servi les maistres dans les autre ville, qu'il est sourd naturellement et qu'il est est de la religion prétandue et que dans ung sy bas ages il ne peut avoir aquis la pratique et partant l'avons ravoyé (*sic*) jeusqu'à ce qu'il soit en estat compétant, et quand audict Loyauté a esté d'advis que on luy donnast jour pour son premier exzamin et que sa surdité n'est poinct sy grande qu'il ne responde lorsque l'on voudra l'interoger et a mis ledict Loyauté son advis au presant acte afain d'éviter la frosde qui luy pourroit estre faict. Faict audict Fontenay en la maison dudict Loyauté les jour et ans que dessus.

Cassaing, Pager, Blanchard, Cassaing, Duviergier, R. Loyauté.

La réponse de la communauté est-elle au contraire affirmative, on fixe au candidat un jour pour subir son premier examen. Le lieu choisi est la demeure d'un docteur en médecine ; quant au jury, il se compose d'un nombre variable de maîtres chirurgiens de la ville, assemblés en présence de deux docteurs en médecine qui examinent « si l'on ne faict point de questions qui passent la cognoissance de chirurgie », mais on contestait aux docteurs voix délibérative.

Il arrivait parfois qu'à la suite de difficultés survenues entre les chirurgiens et le candidat, ce dernier était renvoyé

(1) P. Besly fut cependant m^e chirurgien ; — de son mariage avec Anne Surre, il eut une fille, Marie, qui épousa, le 26 octobre 1714, le chirurgien fontenaisien Pierre Venant Ballard.

devant le jury d'une ville voisine. C'est ce qui se présenta notamment pour Pierre Chappoulle, compagnon de La Rochelle, qui vint, en exécution d'un arrêt du Conseil du 14 mars 1658, passer son examen devant les maîtres chirurgiens de Fontenay. Pour ce cas particulier, l'aspirant, présenté par un chirurgien fontenaisien, son « conducteur », fut interrogé par six maîtres de Fontenay, en présence de deux médecins, du procureur du roi, Julien Collardeau, et de deux maîtres rochelais, Jean Tauzière et Mathurin Groyer ; mais c'était là une pompe insolite et les choses allaient de coutume plus simplement.

Le candidat subissait ordinairement trois examens sur la « cognoissance des parties du corps humains », les « maladies et guérisons » programme vaste, s'il en fut ; le dernier et général comportait « saignées, application du trépan, bandages, etc... », bref, des travaux pratiques. L'ordre était parfois interverti.

Voici d'ailleurs un extrait du procès-verbal de l'examen subi à Fontenay par Cassaing fils, le 6 décembre 1666.

Et premièrement interrogé par led. Loyauté, luy a demandé : D. Que c'est que fracture ? *Bien Respondu.* — D. Quy sont les espèces et différances des fractures quy adviennent au Crâne ? *B. R.* — D. Quy sont les signes rationaux ? *B. R.* — Qu'es ce que signe ? *B. R.* — Doibt-on trépaner en tous les crânes ? *B. R.* — D. Pourquoy n'aplique-on point le trépan en la partie inférieure de l'os coronal ? *B. R.* — D. L'usage des sinus quy sont à l'os coronal ? *B. R.* — D. Que contient les synus ? *B. R.* — D. Pourquoy sur l'os pétreux n'aplique-on point le trépan ? R. *A cause de l'incision du muscle Crotaphite* (1) *dont les blessures sont mortelles.* — D. Pour combien d'intantions aplique on le trépan ? R. *Pour quatres, — la première pour ouvrir le crâne et pour donner issue aux matières étrangères, — 2, pour relever quelque os enfoui, Et pour faire pénétrer les médicaments sur la dure-mère lors qu'elle est affectée.*

Et a finy led. Loyauté et s'est soubsigné

(1) « Le muscle nommé *crotaphite*, c'est-à-dire le temporal. » Paré, *Œuvres*. Edition Malgaine, Paris, 1840, IV, 9.

Et ensuite led. Blanchard a demendé : ce que c'est que herpès ? R. *Ce sont thumeur contre nature engendrée de bile.* — D. Les signes de herpès ? R. *C'est tumeur exulcération de la partie affligée, grande démangeaison, quantité de pustules eslevées et Crousterye.* — D. Combien d'intantions y a il es la curation des herpès ? R. *Il y a trois intantions.* — D. Quy sont-elles ? R. *La première oster la cause antécédante, la 2e guérir la cause conjointe et la 3e corriger les accidantz.* — Commant est accomply la première quy est de détourner la cause antécédante ? R. *Elle s'accomplit par seignés, clistères et remèdes quy ont vertu et faculté de guérir l'humeur colériq et par remède convenable tendant à rafraischir et humecter.* — D. Commant s'acccomplist la 2e intantion quy est de guérir la cause conjointe ? *Bien respondu.* — D. Quelz remèdes voudriez-vous uzer sur l'herpès ? R. *Il faut user de remèdes qui ayent vertu de refraischir et humecter, comme feuille de plantain et lentilles avec mie de pain bis.*

Le 20 décembre suivant, Cassaing fut de nouveau interrogé par les mêmes examinateurs. Loyauté lui posa diverses questions sur les muscles de la face, « l'origine et l'insertion du Crotaphite, du Diagastrique, du Peaucier (1), du Masseter et du Caché », Blanchard lui fit définir les tumeurs et lui demanda : « Quelle différence y a-t-il entre Caillement de lait et Apostème? »

Ces épreuves terminées, les chirurgiens réunis en corps, délivraient enfin à l'aspirant son diplôme, où, après une brève relation des examens subis, on lisait la formule sacramentelle :
« ... Après avoir pris l'advis des docteurs en médecine qui
« ont tous esté d'advis led. N... estre capable d 'estre receu
« maistre Barbier-Chirurgien en cette dite ville de Fontenay-
« le-Comte, nous avons iceluy dict N... receu et admis, rece-
« vons et admettons maistre Barbier-Chirurgien en ceste dicte
« ville pour y exercer ledit estat, tenir boutique ouverte,
« pendre bassine, jouir et user des privilèges, comme les
« autres maistres barbiers-chirurgiens de ladite ville de Fon-
« tenay duquel en le faisant avons pris et receu le sermant au
« cas requis et accoustumé au moyen de quoy nous avons
« signé ces présentes et à icelle faict mettre et apposer notre

(1) On écrit aujourd'hui *peaussier*.

« cachet ce jourd'huy... » (*Suivaient la date et les signatures*) (1).

Le système qui consistait à faire examiner l'aspirant par ses futurs confrères n'était pas sans présenter de graves inconvénients. N'y avait-il pas à craindre que les chirurgiens déjà nombreux n'essayassent d'entraver la carrière d'un nouveau concurrent? Et puis de quel prestige jouissaient les chirurgiens auprès des candidats, leurs compatriotes et leurs compagnons?

Le petit scandale auquel donna lieu, en 1669, l'examen de Raymond de Combes est instructif à cet égard.

Suivant l'usage, les chirurgiens, Belluet, Cassaing père et fils, Blanchard et Pager se réunissent chez Corbier, docteur en médecine, pour procéder à l'examen. Les portes ouvertes, on laisse s'introduire « en la chambre plus de cinquente ou « soixante personnes qui n'y sont point nécessaires ; bien plus, « une douzaine d'entre elles se permettent pendant l'examen « de faire venir « sept ou huict bouteilles de vin » et les boivent avec les examinateurs qui en présentent « par raillerie » à l'aspirant. Ce n'est pas tout : Belluet commence par se moquer de l'infortuné de Combes « pour le descontenancer et « faire perdre la mémoire avecq le bruit de la compagnie dont « il y avoit personnes qu'ils avoient dû mener pour cet effect », puis « il luy dit qu'il avoit veu une vieille petite femme qui « luy vouloit donner à souper » et lui tient « par dérision » des propos grivois. Blanchard lui pose à son tour « des questions absurdes hors des termes de chirurgie » ; — enfin, au milieu des libations, Cassaing le jeune continue « mesme rail- « lerie et, ayant quelques dammes en l'assemblée, notam- « ment damoiselle Baudouin, Jousseaume et autres, tous le « raillent avecques dessein sur...... »

Mais le lecteur français veut être respecté...

(1) Les diplômes étaient encore conçus dans les mêmes termes en 1736 ; seule la formule finale quelque peu modifiée spécifiait le droit « *de délivrer rapports, certificats, exoënes et jouir des droits attribués aux arts libéraux...* » (Arch. hist. de Fontenay, V. p. 97).

gion, pour y abriter les malades aux époques d'épidémies : c'était le *Sanitat* ; en face était la *Cour de la Santé*, ancien noviciat du couvent, transformé en annexe du Sanitat.

En dehors de l'enceinte de la ville, s'élevait la *Commanderie* de Saint-Thomas fondée au douzième siècle pour héberger les pèlerins et assister les malades : en 1621, elle fut définitivement déchargée de ces obligations dont en fait elle n'avait cure depuis longtemps (1).

L'EXERCICE ILLÉGAL DE L'ART DE GUÉRIR

A tous les degrés de la hiérarchie médicale florissait également l'exercice illégal ; l'épicier et le barbier-chirurgien se faisaient volontiers apothicaires ; le chirurgien avait à son tour pour émules l'apothicaire et l'empirique ; tous s'unissaient enfin pour faire concurrence au docteur en médecine.

« Il seroit bon que l'estat fut juré et qué nul n'exerçast la « pharmatie qu'il ne fust examiné vieux et jeunes car il y a « de grans asnes d'apotiquaires en France et aussi en y ha il « de savants... » Ce vœu exprimé par Pierre Braillier (2) en 1558, devait se réaliser à Fontenay au siècle suivant. Les statuts de nos apothicaires donnent en effet pouvoir aux maîtres jurés « *d'appeller et faire comparoir par devant eux en « présence d'un ou deux médecins tous ceux qui ès lieux despen- « dant du ressort et juridiction dud. Fontenay exercent l'art de « pharmatie pour estre par lesdits médecins et jurez examinez, in- « terrogez et déclaré capable...* » En cas de refus de la part des empiriques « *deffences leurs seront faictes de plus exercer ledit art de pharmatie...* » (*Art. 16*). Il est ordonné aux apothicaires « *d'empescher les coureurs et charlatans de vendre aucunes sortes de « drogues simples et compozées, etc.., de prendre et saizir toutes et « chascunes les drogues et compositions de tous charlatans et*

(1) Nous donnerons quelque jour l'histoire de cette commanderie.

(2) *Déclaration des abus et ignorance des médecins.* Ed. Dorveaux, 1906, p. 40.

maine de la médecine, mais les malheureux docteurs ne pouvaient que déplorer l'usurpation de leurs privilèges. Sébastien Collin n'y faillait pas ; sa *Déclaration des abuz et trouperies des apoticaires* (1) est surtout un manifeste contre l'exercice illégal de la médecine. « *Voyez, s'écrie-t-il, le dangier en lequel « on se met de soy fier à telz abuseurs, lesquelz, ayant paour de « ne gangner assez, trouvent moyen de rejeter les médecins con- « summez en l'art de médecine, lequel vice règne fort aux villes de « Poyctou, car là vous verriez les apoticaires et barbiers contrefai- « sant les médecins.* » (p. 12). Ailleurs il ajoute : « *De telz « abuseurs vous en avez les pays de Poyctou et Anjou tout pleins « et n'y a si petite ville en Poyctou là où les apoticaires ne soient « plus tost appellez pour veoir les malades que les médecins....* » (p. 20).

Aux XVIIe siècle, nous trouvons sans cesse l'apothicaire au chevet des malades, et les prix modiques du chirurgien en font le médecin des artisans (2).

Depuis lors, l'exercice illégal de la médecine et de la pharmacie se perpétue en dépit de prohibitions nouvelles (3) : la crédulité des patients en la mystérieuse ignorance des guérisseurs promet pour longtemps encore à l'empirisme de beaux jours et de bons écus sonnants.

(1) Edmon Dorveaux, Welter, 1901.

(2) V. *Journal de Paul de Vendée*, Niort, Clouzot, 1880. En cas de maladie, Paul de Vendée n'a jamais recours qu'à l'apothicaire Albert.

(3) A signaler à ce sujet deux récentes thèses de nos compatriotes, MM. G. David et F. Eon :

Georges David. *De l'exercice illégal de la Médecine en France.* Fontenay, Claireaux, 1901. — Francis Eon. *De l'exercice illégal de la Pharmacie,* Niort, Lemercier, 1906.

Vannes. — Imprimerie LAFOLYE Frères.

gion, pour y abriter les malades aux époques d'épidémies : c'était le *Sanitat* ; en face était la *Cour de la Santé*, ancien noviciat du couvent, transformé en annexe du Sanitat.

En dehors de l'enceinte de la ville, s'élevait la *Commanderie* de Saint-Thomas fondée au douzième siècle pour héberger les pèlerins et assister les malades : en 1621, elle fut définitivement déchargée de ces obligations dont en fait elle n'avait cure depuis longtemps (1).

L'EXERCICE ILLÉGAL DE L'ART DE GUÉRIR

A tous les degrés de la hiérarchie médicale florissait également l'exercice illégal ; l'épicier et le barbier-chirurgien se faisaient volontiers apothicaires ; le chirurgien avait à son tour pour émules l'apothicaire et l'empirique ; tous s'unissaient enfin pour faire concurrence au docteur en médecine.

« Il seroit bon que l'estat fut juré et que nul n'exerçast la « pharmatie qu'il ne fust examiné vieux et jeunes car il y a « de grans asnes d'apotiquaires en France et aussi en y ha il « de savants... » Ce vœu exprimé par Pierre Braillier (2) en 1558, devait se réaliser à Fontenay au siècle suivant. Les statuts de nos apothicaires donnent en effet pouvoir aux maîtres jurés « *d'appeller et faire comparoir par devant eux en « présence d'un ou deux médecins tous ceux qui ès lieux despen- « dant du ressort et juridiction dud. Fontenay exercent l'art de « pharmatie pour estre par lesdits médecins et jurez examinez, in- « terrogez et déclaré capable...* » En cas de refus de la part des empiriques « *deffences leurs seront faictes de plus exercer ledit art de pharmatie...* » (*Art. 16*). Il est ordonné aux apothicaires « *d'empescher les coureurs et charlatans de vendre aucunes sortes de « drogues simples et compozées, etc..., de prendre et saizir toutes et « chascunes les drogues et compositions de tous charlatans et*

(1) Nous donnerons quelque jour l'histoire de cette commanderie.

(2) *Déclaration des abus et ignorance des médecins*. Ed. Dorveaux, 1906, p. 40.

« *gens sans adveu...* » ces drogues seront brûlées « *comme chose* « *tendant au détriment du puplicq...* » (*Art. 18*). Défense expresse est faite « à tous chirurgiens et barbiers et autres « personnes quelconques résidant au ressort et juridiction « dud. Fontenay qui ne seront receu docteur et licencié en la « faculté de médecine d'entreprendre bailler et administrer « aucuns médicaments *ny se mesler en aucune façon d'exercer* « *l'art de pharmatie ou apotiquaire...* » (*Art. 19*). « Pareilles « deffences seront faictes à tous regrattiers, revandeurs, épi- « ciers et autres de vendre aucunes sortes de compositions... » On confisque la marchandise de l'épicier contrevenant : si la composition est bonne, l'hôpital en profite ; dans le cas contraire, on la réduit en cendres (*Art. 20*).

En dépit de cette réglementation l'exercice illégal de la pharmacie se maintient au XVIIIe siècle, et nous voyons nos apothicaires s'en prendre même aux sœurs de Saint-Vincent-de-Paul (1).

L'apothicaire se lamentait : mais ne disputait-il pas lui-même leur clientèle au médecin et au chirurgien ?

Le barbier-chirurgien n'avait pas davantage en effet le monopole de son art : apothicaires, rebouteurs, opérateurs, charlatans et adoubeurs marchaient à l'envi sur ses brisées. Ses plus redoutables adversaires étaient les *adoubeurs de corps humains* (rebouteurs). Ces empiriques, habiles parfois en dépit de leur ignorance, jouissaient d'un grand crédit auprès du peuple, dont ils employaient le naïf vocabulaire médical. En outre, on leur reconnaissait, au seizième siècle, le droit exorbitant de délivrer des certificats et exoënes comme le prouve ce passage de Jehan Imbert (2) : « Quand il y a excez, *il faut faire oyr* le chirurgien qui a pansé le blessé, ou l'*adoubeur de corps humains qui l'a adoubé... ou bien, qu'ils baillent leur rap-*

(1) B. Fillon, *René Moreau, curé de Notre-Dame*, p. 24. Les sœurs de Saint-Vincent-de-Paul étaient arrivées à Fontenay en 1728.

(2) *Les Institvtions Forenses, ov practique iudiciaire de M. Jean Imbert.....* chés Gabriel Buon (16 ??). Tiers livre, p. 402.

port signé d'eux. » Bref, ils étaient considérés à l'égal du chirurgien (1). A côté d'eux se rangeait l'*opérateur chimicq et manuel*, titre pompeux dont se paraient les rebouteurs de campagne. N'y avait-il pas enfin jusqu'au maître des hautes œuvres de Fontenay-le-Comte dont le chirurgien eut à redouter la concurrence (2) !

Chirurgiens et apothicaires se consolaient-ils du moins de leurs mécomptes par des incursions fréquentes sur le do-

(1) A titre d'exemple nous reproduisons l'exoëne suivant (22 juillet 1584) délivré, à Fontenay, suivant les formes prescrites par Imbert :

Je Claude Nièle, adoubeur de corps humains, certifie à qui il appartiendra que ce jourdhuy vingt-deuxiesme juillet mil cinq cens quatre vingts quatre, j'ai veu et visité le nommé Etienne Chaillé filz de Loys Chaillé demeurant au village de Brelouze, paroisse de Sainct-Micheau le Clou se pleignant d'avoir grandement et inhumainement esté cheidé en sa personne par les nommez André Audurier et Micheau Guillonneau, demeurans aud. Sainct-Micheau le Clou et luy ayant faict descouvrir à nud l'espaule gauche ay trouvé que véritablement il avoit esté frappé, battu et cheidé de coups ordes à coups de bastons ou de pierres comme il en apparoissoit tant à le voir que le toucher et mesmement que une grosse tumeur et enflure estant sur lad. espaule qui ne pouvoit estre proceddée que de tels excès et laquelle enflure, mal et tumeur je ne voudrois entreprendre de guérir que dans douze ou quinze jours pour le moins et croy que led. Estienne Chaillé ne sauroit faire sa besoigne ou user de son estat et vaccation accoustumée de laboureur que après led. espace de temps au moyen des excès plus que suffisans pour l'en empescher d'autant qu'ils luy ostent l'uzage du mouvement de tout le bras et qu'il ne pourroit les guérir plus tôt que par l'espace de temps, ce que je certifie estre véritable, et, en tesmoing de quoy, j'ay faict signer à ma requeste cette présente attestation ou rapport ausd. notaires royaulx cy soubscripts, à Fontenay-le-Compte le jour et an que dessus leur déclairant que je ne sçavois signer.

P. Robert, *n^re tabell. royal* Mesnard, *not^e royal.*

(2) Cette prétention du bourreau fut même l'occasion d'un procès en 1753. Un mémoire rédigé à cette occasion pour Pierre-Victor Asselin, exécuteur des hautes œuvres à Fontenay, « *se disant restorateur et renoueur des membres disloqués du corps humain* », demande pour lui le droit de réduire les fractures et de faire distribuer des tisanes au public et s'appuie sur cet argument que Asselin a été imposé comme chirurgien. (Ce mémoire a été publié : V. Boutineau, *Le Bourreau et les Chirurgiens de Fontenay-le-Comte.* Tours 1904, 14 p.). Mais jugé bon à payer patente, notre homme fut néanmoins débouté de sa demande par arrêt de la Grand'Chambre du 8 mars 1755. (*Papiers La Fontenelle*, Bibl. de Niort, Carton 13, note). — Le plus ancien exécuteur dont nous trouvons mention à Fontenay est Jehan Planche dont la veuve Françoise Tricouère, « habitant es faulbourg du Reclus », est citée le 28 mai 1586.

maine de la médecine, mais les malheureux docteurs ne pouvaient que déplorer l'usurpation de leurs privilèges. Sébastien Collin n'y faillait pas ; sa *Déclaration des abuz et trouperies des apoticaires* (1) est surtout un manifeste contre l'exercice illégal de la médecine. « *Voyez, s'écrie-t-il, le dangier en lequel* « *on se met de soy fier à telz abuseurs, lesquelz, ayant paour de* « *ne gangner assez, trouvent moyen de rejeter les médecins con-* « *summez en l'art de médecine, lequel vice règne fort aux villes de* « *Poyctou, car là vous verriez les apoticaires et barbiers contrefai-* « *sant les médecins.* » (p. 12). Ailleurs il ajoute : « *De telz* « *abuseurs vous en avez les pays de Poyctou et Anjou tout pleins* « *et n'y a si petite ville en Poyctou là où les apoticaires ne soient* « *plus tost appellez pour veoir les malades que les médecins....* » (p. 20).

Aux XVIIe siècle, nous trouvons sans cesse l'apothicaire au chevet des malades, et les prix modiques du chirurgien en font le médecin des artisans (2).

Depuis lors, l'exercice illégal de la médecine et de la pharmacie se perpétue en dépit de prohibitions nouvelles (3) : la crédulité des patients en la mystérieuse ignorance des guérisseurs promet pour longtemps encore à l'empirisme de beaux jours et de bons écus sonnants.

(1) Edmon Dorveaux, Welter, 1901.

(2) V. *Journal de Paul de Vendée*, Niort, Clouzot, 1880. En cas de maladie, Paul de Vendée n'a jamais recours qu'à l'apothicaire Albert.

(3) A signaler à ce sujet deux récentes thèses de nos compatriotes, MM. G. David et F. Eon :

Georges David. *De l'exercice illégal de la Médecine en France.* Fontenay, Claireaux, 1901. — Francis Eon. *De l'exercice illégal de la Pharmacie,* Niort, Lemercier, 1906.

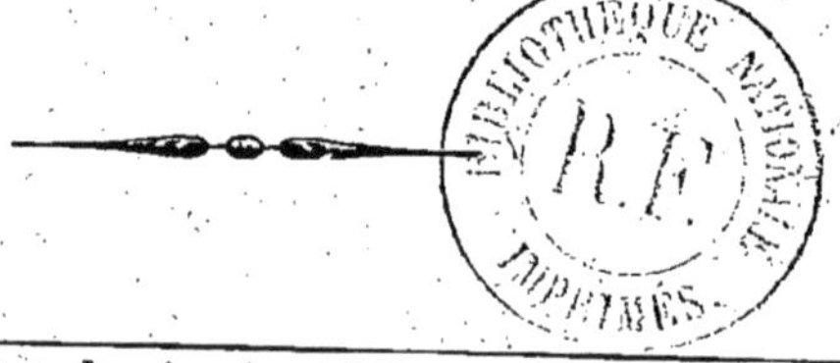

Vannes. — Imprimerie LAFOLYE Frères.

www.ingramcontent.com/pod-product-compliance
Ingram Content Group UK Ltd.
Pitfield, Milton Keynes, MK11 3LW, UK
UKHW020354250726
13967UKWH00005B/2283